DU TRAITEMENT CHIRURGICAL

DES

PROSTATIQUES

PAR

Le DR Félix BRON

Médecin à l'Hospice des Vieillards,
Membre de la Société nationale de médecine,
Ancien Président de la Société des Sciences médicales,
de Lyon,
Chevalier de la Légion d'honneur,
Officier d'Académie,
etc.

———◦———

Mémoire présenté à la Société nationale de Médecine
de Lyon.

———✕———

LYON

ASSOCIATION TYPOGRAPHIQUE

F. PLAN, RUE DE LA BARRE, 12.

——

1894

TRAITEMENT CHIRURGICAL DES PROSTATIQUES

Le symptôme premier du développement sénile de la prostate est la difficulté, à tous les degrés, d'émettre l'urine : le reste n'est que conséquence.

A l'état de santé, l'orifice vésico-urétral est triangulaire. Il présente deux bords latéraux et un bord postérieur, souvent saillant dans sa partie moyenne, ce qui lui donne la forme d'un croissant, dont la concavité regarde en arrière et en bas. (Fig. 1.)

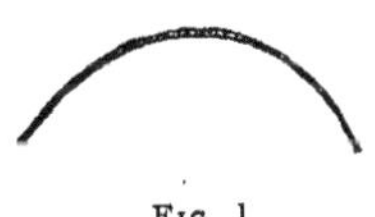

Fig. 1.

Le bord postérieur recouvre l'antérieur ; et c'est en s'écartant et en s'affaissant que se produit l'élargissement de l'orifice pour donner issue à l'urine.

Il y a là un mécanisme de soupape, — soupape qui s'applique d'autant plus exactement sur l'orifice, que la pression exercée sur elle est plus forte.

Le jeu de cette soupape, dont la matière est musculaire et souple, est soumis à la volonté ; et quand elle ne s'exerce pas, l'urine ne sort pas, parce qu'elle est fermée à l'état de repos.

I

A l'état pathologique, le développement de la prostate, qui se fait de 50 à 60 ans, modifie la forme de l'orifice vésical, et change les rapports des lobes entre eux.

Entrons dans le détail pour en tirer les conclusions pratiques.

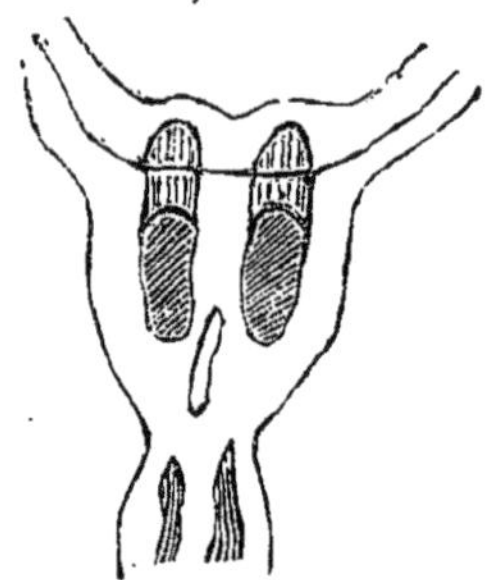

FIG 2.

1° Quand les lobes latéraux s'accroissent uniformément, l'un et l'autre dans le sens vertical, la portion prostatique est augmentée en longueur ; le col est plus profond ; mais l'émission de l'urine n'est pas sensiblement modifiée, parce que les rapports réciproques des parties qui forment le col vésical ne sont pas changées. (Fig. 2.)

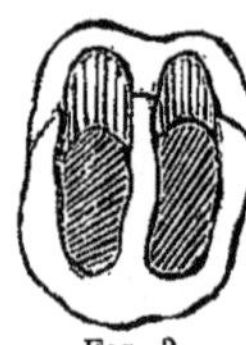

FIG. 3.

2° Quand l'augmentation a lieu dans le sens antéro-postérieur, l'urètre est d'autant plus large, que l'hypertrophie dans ce sens est plus considérable (fig. 3). Malgré cet élargissement, il y a difficulté pour uriner, parce que la pression des deux lobes l'un contre l'autre est plus forte.

Ainsi, au lieu de rétrécir le canal, cette hypertrophie symétrique des deux lobes amène, au contraire, la première une augmentation en longueur ; la deuxième, une augmentation en largeur de l'urètre.

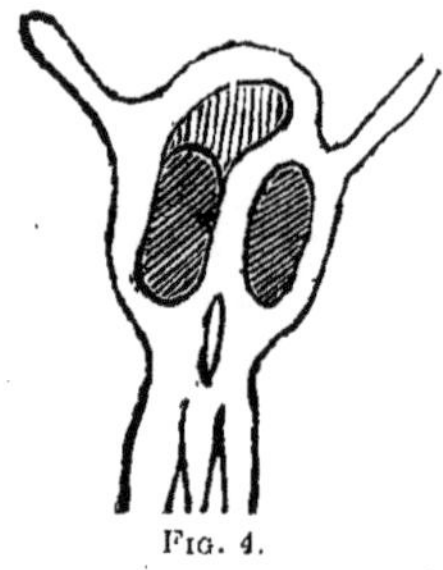

FIG. 4.

Habituellement le développement des lobes latéraux ne se fait, pas à droite et à gauche, au même degré ; et il est difficile que la portion hypertrophiée d'un côté seulement, s'élève verticalement dans la vessie, sans se développer dans le sens transversal, et surtout du côté de l'urètre, où toutes les contractions tendent à l'amener.

En dépassant le rebord opposé du côté de la vessie, où elle a toute latitude, elle oblitère alors plus ou moins l'orifice urétral, et est cause de rétention ; — toujours par un mécanisme de soupape. (Fig. 4.)

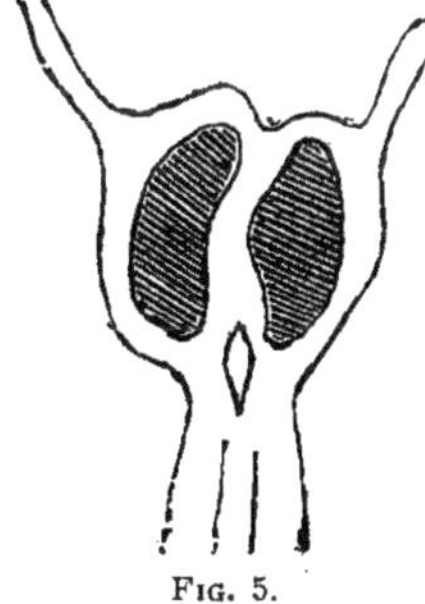

Fig. 5.

Le même mécanisme a lieu quand l'hypertrophie occcupe le centre et la face interne d'un seul lobe, parce que la paroi opposée à la partie hypertrophiée est refoulée. (Fig. 5.)

Dans ce dernier cas, non seulement le canal est dévié latéralement, mais le bord de son orifice devient saillant et appuie sur la paroi opposée : il y a encore rétention parcequ'il y a superposition.

Enfin, la rétention est encore plus complète et certaine si le lobe médian s'hypertrophie seul, car il porte en avant le bord postérieur du col vésical et forme au-dessus du canal une saillie valvulaire (fig. 6).

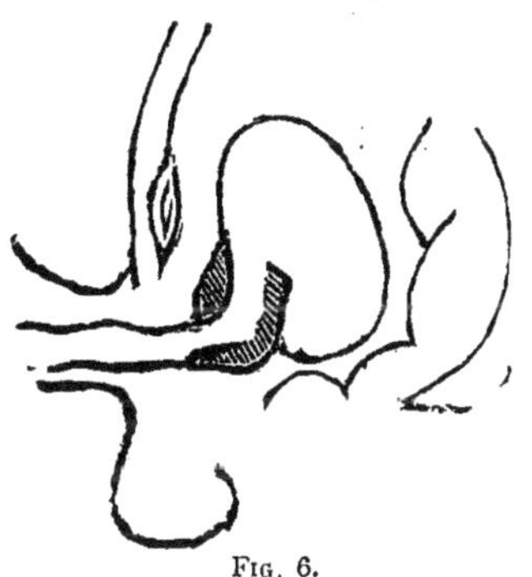

Fig. 6.

Et comme la substance fibreuse intermédiaire aux différents lobes ne se développe pas, cette saillie prend la forme d'une tumeur qui oblitère, comme une soupape, l'orifice vésico-urétral.

Cette hypertrophie isolée du lobe médian est la plus fréquente; et si les lobes latéraux, par un développement anormal, n'ont pas donné à l'ouverture un orifice plus grand, la moindre tuméfaction de ce lobe occasionne une rétention.

Dans cette deuxième catégorie, où l'hypertrophie est asymétrique, irrégulière ou isolée, il y a, comme on voit, toujours de la difficulté ou de la rétention.

Je suppose, à présent, que les trois lobes s'hypertrophient à la fois, que résultera-t-il ?

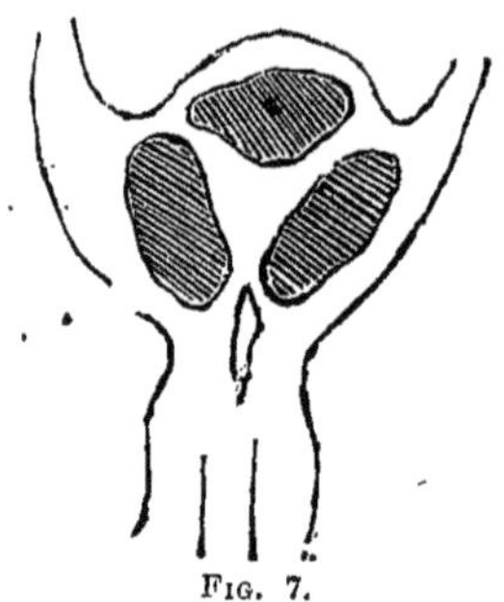

FIG. 7.

Si le lobe médian s'accroît seulement du côté de la vessie, il n'en resulte rien ; mais en augmentant de volume, cette portion écarte, en arrière, les bords latéraux et donne à l'orifice un écartement de forme triangulaire. Ses bords, eu égard à leur consistance, ne peuvent avoir un contact exact, et l'urine s'échappe involontairement. (Fig. 7.)

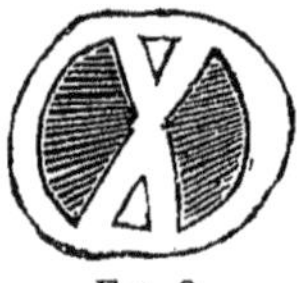

FIG. 8.

L'incontinence peut encore être produite par la saillie, du côté du canal, des deux lobes latéraux, adossés par leur sommet, comme deux cônes tronqués (fig. 8). Il se forme entre eux un infundibulum où s'engage l'urine qui ne peut être retenue par le malade. Que dans cette condition survienne une hypertrophie de la portion sus-montanale, et l'incontinence sera d'autant plus continue, que l'écartement des lobes latéraux sera plus grand. (*Du mécanisme de la rétention d'urine chez les vieillards.* Paris, 1867.)

Le développement de la prostate a ceci de particulier, qu'il produit les deux effets opposés, selon la forme qu'il donne à la glande : la rétention, si l'hypertrophie est partielle ; l'incontinence, si elle est généralisée. Mais comme l'hypertrophie générale et symétrique est très rare, il en résulte que la rétention, à ses différents degrés, est l'effet le plus habituel qu'on observe.

II

Cathétérisme. — L'obstruction étant plus habituelle, il devient important de ne pas perdre de vue les modifications qui la produisent, car la réussite dépend du bon emploi qu'on fait de la sonde au milieu des obstacles que présente un canal infléchi et déformé.

Quand les lobes latéraux sont hypertrophiés régulièrement dans le sens vertical, le canal allongé, mais pas dévié (Fig. 2), peut être parcouru avec une sonde de forme ordinaire.

Si les lobes latéraux sont augmentés régulièrement dans le sens antéro-postérieur (Fig. 3), le canal, quoique plus pressé par les lobes, est de fait, plus large, en raison de cette augmentation. Le cathétérisme ne présente encore aucune difficulté et peut se faire avec une sonde ordinaire aussi, et de fort calibre.

Mais le canal, qui à l'état sain a une courbure peu prononcée, est souvent dévié en haut par le développement du lobe médian. Cette déviation, relativement brusque, devient quelquefois angulaire (Fig. 6), au point de barrer l'entrée de la vessie.

Dans ce cas, il faut se servir de la sonde à petite courbure qui en prend mieux le contour : avec toute autre sonde on pourrait blesser le malade.

L'augmentation d'un des lobes latéraux (Fig. 4) dévie le canal : à gauche, s'il y a prédominance du lobe droit; et à droite, si c'est le lobe gauche qui est saillant. Cette déviation, très limitée généralement, ne peut encore être franchie, comme dans le cas précédent, qu'avec une sonde à petite courbure, maniée avec une grande douceur de main.

Rarement cette prédominance d'un lobe est isolée. Elle coïncide, le plus souvent, avec le développement du lobe médian, qui, de son côté, entraînant le canal en haut, donne à l'urètre une double courbure, sur le côté et en haut. On franchit ces contours avec la sonde bicoudée de Mercier, ou la sonde à grande courbure, de Gely.

Voilà les modifications amenées dans le canal par le développement de la glande prostate; et il faut les avoir constamment présentes à l'esprit, quand on sonde un vieillard. C'est certainement pour les avoir méconnues, ou pour s'être servi d'une sonde impropre à la circonstance, qu'on a été obligé de faire les opérations dont nous allons parler.

III

Les troubles qu'amènent ces déviations de l'urètre dans l'émission de l'urine surviennent peu à peu et s'accentuent lentement. Pendant longtemps le malade n'y prend pas garde. Il pisse souvent, parce qu'il ne vide pas sa vessie ; et les efforts qu'il fait pour y parvenir, la congestionnent. A la longue, cette congestion devient une manière d'être, et donne à la muqueuse une teinte violacée et une susceptibilité plus grande. Dans ces conditions, il suffit d'une cause fortuite, le plus habituellement un excès de table ou une impression de froid, pour transformer en impossibilité, la difficulté qu'il avait à uriner.

Trois indications se présentent quand cet accident survient : la première est de dissiper la congestion qui est la cause déterminante. On prescrit dans ce but un grand bain de 15 minutes de durée, et de 37° à 40° pour faire une dérivation à la peau. La deuxième est de modérer la douleur et de calmer les efforts infructueux pour uriner, par des préparations d'opium. Et la troisième, la plus urgente, est d'évacuer l'urine. Pour cela la sonde est le premier moyen d'action à employer ; et c'est là que le danger commence.

Le catarrhe, conséquence inévitable d'une fonction difficile ou incomplète, rend la muqueuse friable ; et de ce fait, le cathétérisme fort délicat. Les circonstances aidant, le boursouflement momentané de la muqueuse accumule les difficultés ; et l'on s'expose d'autant plus à faire une fausse route, qu'on insiste davantage à parcourir un chemin aussi malaisé.

Une fois la fausse route produite, il n'y a plus de règle ; et les instruments qu'on introduit dans l'urètre ont ceci de décourageant, qu'ils ont une tendance constante à s'y engager. Tous les moyens proposés pour l'éviter sont en défaut ; et l'opérateur n'a d'autres ressources que le tact de ses doigts.

Mercier a proposé d'utiliser cette fâcheuse tendance, et a

conseillé d'employer une sonde métallique, munie d'un œil dans sa concavité, à 8 millimètres environ de son extrémité.

On passe cette sonde qui s'engage, comme d'habitude, dans la fausse route, et la comble. On en glisse ensuite une autre, plus petite et molle, dans l'intérieur de cette sonde, qui, sortant par l'œil de la concavité, évite la fausse route, et a grande chance de suivre le trajet de l'urètre jusque dans la vessie.

Tout ingénieux qu'il est, ce moyen, qu'on peut toujours essayer, échoue souvent aussi.

Mais supposons qu'on arrive dans la vessie, par ce moyen ou tout autre! Après tant d'ennuis pour atteindre ce but, faut-il laisser la sonde à demeure?

Les avis sont partagés. Les partisans de cette méthode disent, avec apparence de raison, que les organes étant fortement irrités, il faut éviter tout ce qui peut les irriter encore; et que la sonde est une cause surajoutée.

D'un autre côté, que la vessie, après une longue rétention, se remplit de nouveau bien vite, et que les difficultés peuvent renaître; qu'on court moins de risque par la présence de la sonde, que par la répétition probable des manœuvres pratiquées pour la réintroduire.

Tous ces arguments sont à prendre en considération; mais j'ai peine à me rendre, de prime abord, à ces considérations; car, en dehors d'une lésion qui change la manière d'être des prostatiques, ces difficultés de cathétérisme sont illusoires. Il y a quatre manières de présenter la sonde pour contourner le développement anormal des lobes de la prostate; et le chirurgien, qui a la main exercée et la connaissance exacte des modifications amenées par ce développement, peut toujours tourner la difficulté et arriver dans la vessie.

Je sens bien tout ce qu'a d'absolu cette assertion; et je sais aussi qu'il est des cas, dans la pratique, où la chose n'est pas possible. Si on est réduit alors à laisser la sonde en place, il faut se servir de préférence d'une sonde en caoutchouc vulcanisé, dont la mollesse et la flexibilité extrêmes rendent

le séjour inoffensif. Elle a d'ailleurs la propriété remarquable
de ne pas s'encroûter de sels calcaires, même après un séjour prolongé dans la vessie.

Enfin, si tous les essais de cathétérisme par la méthode de
la douceur sont infructueux, que faire?

Cathétérisme forcé. — L'indication de vider la vessie
étant formelle, la première pensée qui vient à l'esprit est de
braver l'obstacle qui en barre la route ; et c'est cette idée,
née d'une maladresse heureuse, qui a légitimé le *cathétérisme forcé.*

On le pratiquait autrefois avec une sonde d'argent n° 20,
de forme conique. L'opérateur l'introduisait jusqu'au niveau
de l'obstacle ; et après s'être assuré, par le doigt dans le
rectum, qu'elle était bien dans la région prostatique, il la
portait rapidement en haut, vers la vessie, en poussant
fortement la pointe en arrière. Il ne s'arrêtait dans cette
poussée, que lorsqu'il n'éprouvait plus de résistance et qu'il
voyait sortir l'urine. Lafay a opéré ainsi Astruc.

Liston, lui, faisait cette opération en poussant un man-
drin aiguisé dans une longue canule à grande courbure.

Quand j'ai commencé l'étude de la médecine, cette méthode avait cours ; et les boîtes d'instruments de l'époque
sont munies de ces appareils. J'ai même assisté M. Pétrequin dans une opération de ce genre. Mais elle est abandon-
née aujourd'hui, comme incertaine dans ses résultats, et
toujours dangereuse.

*L'emploi de la force doit être banni de parti-pris dans
tous les traitements des maladies des voies urinaires ;* et si
l'insuccès du cathétérisme motive une intervention san-
glante, je ne crois pas qu'on ait mieux à faire que la
ponction de la vessie.

Quelle que soit la forme qu'affecte la prostate, les cas de
rétention d'urine, qu'on ne peut traiter par l'introduction de
la sonde, sont extrêmement rares ; et on peut toujours arri-

ver à la vessie, sans faire subir des risques fâcheux au malade. Nous pouvons même lui donner cette douce satisfaction, que s'il est impossible de le guérir, on peut toujours, par l'emploi méthodique et ménagé de la sonde, lui en éviter les pénibles conséquences, et lui donner un bien-être relatif.

Cette considération, qui résume ma pensée, m'amène à cette conclusion : 1° que le cathétérisme est la méthode fondamentale du traitement des affections prostatiques ; 2° que l'existence de fausses routes, déchirures ou autres lésions, si elles ne laissent pas la certitude d'arriver à la vessie par le canal, motive de préférence à toute autre méthode, la ponction vésicale.

IV

Traitement moral. — Avant de parler de cette opération, et bien que je me sois limité, dans ce travail, au traitement chirurgical du développement sénile de la prostate, je ne puis le faire sans parler de l'état moral du malade et de l'influence qu'il exerce sur la filiation des complications qui s'en suivent.

Si, comme nous venons de le voir dans ce premier chapitre, tout peut se résumer dans le sage emploi de la sonde, il faut au moins que le malade se persuade aussi qu'il n'est pas pour cela invalide.

L'isolement, où trop souvent il se plaît, engendre des idées noires et lui rend le temps à charge. Il prend l'habitude de se plonger dans ses souffrances, et son esprit reste toujours occupé de ce sujet douloureux.

Mécontent de lui-même et des autres, il prend en aversion tout ce qui lui rappelle des jouissances qu'il ne peut partager. Il tombe dans une profonde mélancolie et devient irascible. Occupé d'un seul objet, il reste indifférent à tout ce qui n'a pas rapport à sa santé ; et, préoccupé de lui seul, il a mille raisons personnelles pour s'isoler davantage.

Cette disposition à la misanthropie se voit dès le début, et augmente sans proportion avec le mal. Elle déprime ses forces, assombrit son humeur et abrège ses jours.

Les fonctions cérébrales servent souvent de thermomètre à cet état pathologique, car on remarque bientôt que le malade perd la mémoire, que le fil de ses idées est facilement interrompu, et que la moindre contention d'esprit lui porte le sang à la tête. C'est dans de pareilles dispositions que surviennent des digestions laborieuses, de la constipation et de la distension de l'abdomen par des gaz. Ces troubles digestifs augmentent le trouble de ce cerveau fatigué et affaibli. Le pouls se déprime; la calorification se trouble. Il y a un grand malaise général. On voit ensuite de la pâleur à la face, indice de l'anémie des vieillards; de l'affaissement, une tendance au repos et à l'assoupissement, sans qu'aucune partie du corps soit plus affectée que les autres.

Pour réagir contre cet état progressivement mauvais, le malade est souvent incapable de trouver dans son propre fonds la force suffisante. C'est au médecin et surtout à l'entourage de lutter contre cette tendance, et à s'opposer, dès le début, à ce qu'il cesse ses rapports avec une société enjouée, qui doit être sa sauvegarde.

Il faut qu'il sache que près de la moitié de ses contemporains partagent son sort; et que beaucoup ne peuvent rendre une goutte d'urine sans le secours de la sonde; qui, néanmoins, se livrent à des occupations sérieuses ou s'adonnent aux plaisirs, sans laisser soupçonner leur infirmité.

Cette tristesse, l'entourage doit la dissiper, parce qu'elle amène le découragement et enlève la résistance au mal.

On doit, d'un autre côté, lui faire envisager sous son vrai jour cette affection, simple dans sa nature, susceptible d'être palliée, lente dans ses progrès, et qui n'abrège jamais la vie quand on lui donne des soins et qu'il prend des précautions.

Il faut que le malade exerce sa puissance physique, aussi longtemps qu'elle persiste. L'exercice en plein air est de tous le plus favorable : non à cheval, parce que cela provoque des hémorrhagies ; ni en voiture, parce que cela congestionne le bassin; mais à pied, et dans la mesure de ses forces. La promenade, qui ne doit jamais aller jusqu'à la fatigue, sera toujours utile, surtout si le malade peut, après, se reposer étendu.

Tous ces conseils ne suffiraient certainement pas pour amener la persuasion, si on se contentait de lui dire : Courage ! Il faut lui trouver une occupation, agréable autant que possible, et surtout une préoccupation qui localise ses idées et ménage son énergie.

Il serait indiqué de prescrire un traitement intellectuel, mais c'est faire travailler le cerveau, qui souffre lui-même ; mieux vaut un travail manuel, qui n'oblige ni l'immobilité, ni la fatigue.

Il est à remarquer que ceux dont la vie est peu ou point abrégée par la maladie, sont presque tous des hommes qui ont conservé des occupations sérieuses ou professionnelles, et ceux qui ont su prendre la vie par le bon côté.

Ces considérations, d'un ordre moral, et qui échappent à la thérapeutique, me paraissent d'une grande importance ; et je ne saurais trop insister, car elles contrebalancent un des effets les plus pénibles des maladies urinaires, et assurent une longévité qu'elles n'écourtent que par la profonde hypocondrie qu'elles occasionnent.

V

Ponction de la vessie. — La ponction de la vessie n'est pas une opération définitive : c'est une opération d'urgence à résultats momentanés.

Quelle que soit la méthode qu'on emploie, elle a pour but :

1° Vider la vessie ;

2° Soulager le malade ;

3° Permettre au chirurgien de tenter, dans des conditions plus favorables, le rétablissement de la perméabilité des voies urétrales.

On la fait principalement au-dessus du pubis, ou par le rectum.

Jetons un coup d'œil rapide sur cette opération et les chances qu'elle entraîne.

Par le rectum, le doigt sent très distinctement la vessie distendue. Son bas-fond reste environ à 5 centimètres de l'anus : par conséquent elle est très accessible.

Par l'hypogastre, le globe vésical occupe une large place dans l'abdomen, où la main tout entière la sent entre le pubis et l'ombilic.

De l'un et de l'autre côté, on peut donc l'atteindre très bien.

Le chemin trouvé, voyons les obstacles de la route.

Peut-on blesser quelque organe important ?

Par le rectum on peut craindre de rencontrer les vésicules séminales.

Si nous en croyons quelques chirurgiens, qui ont eu le malheur de les intéresser dans leur opération, ce ne serait pas grave. Mais ne perdons pas de vue que la distension de la vessie a entraîné les vésicules à droite et à gauche ; et qu'en faisant la piqûre sur la ligne médiane, on est sûr de les éviter.

Au-dessus du pubis, il y a le péritoine : mais il est refoulé par la distension de la vessie.

La voie de communication établie, expose-t-elle à une infiltration d'urine ? — C'est, dans tous les cas, un accident rare. Le retrait prématuré de la canule ne l'occasionne même pas.

Le tissu cellulaire qui unit la vessie au rectum est dense et dépourvu de graisse. L'urine a peine à s'y insinuer, et ne peut cheminer bien loin. Elle trouve plus de facilité à péné-trer dans le rectum, que dans le tissu cellulaire qui sépare l'intestin de la vessie. Nous verrons tout à l'heure ce que nous devons penser de cette disposition au point de vue de l'établissement d'une fistule.

L'obliquité du conduit, le défaut de parallélisme entre les diverses sections ; le mouvement de la muqueuse vésicale que permet le tissu cellulaire lâche qui l'unit aux autres membranes, le refoulement des bords de l'ouverture faite par le trocart, sont autant de causes qui s'opposent aussi à l'infiltration.

Du côté de l'abdomen il n'y a pas moins de raisons qui s'y opposent. Qu'on se rappelle que la vessie est formée par trois plans de fibres, dont le plus externe présente une direction longitudinale; que le second est formé par des fibres circulaires, et que le plus profond est plexiforme; on comprendra qu'une trouée faite dans ce feutrage musculaire, composé d'éléments se croisant dans toutes les directions, doit immédiatement se fermer, si la section des fibres est pratiquée par un instrument étroit, tel qu'un trocart.

Quand le trocart est retiré, tout tend à reprendre sa situation physiologique. Le parallélisme d'ailleurs n'existant pas entre les diverses sections de ce conduit, dont la contractilité et l'élasticité sont dissemblables, l'urine ne saurait s'échapper par une voie où tant d'obstacles sont accumulés.

Si la canule n'est retirée qu'après plusieurs jours, l'infiltration est encore rendue impossible par l'organisation du trajet du trocart.

Dans les faits qui me sont personnels, j'ai eu dans un seul cas, — cela a été de courte durée, — à me préoccuper des suites de la ponction; et en relevant cet accident dans la statistique de M. Deneffe, nous trouvons que l'infiltration est arrivée 7 fois sur 249 ponctions, tant rectales qu'hypogastriques.

La présence de la canule est-elle une cause d'aggravation? — Je ne l'ai pas remarqué; et je sais d'ailleurs que des malades ont pu la garder des mois et des années, sans provoquer des accidents. Les ouvrages classiques citent des observations de malades qui, après avoir adapté un robinet à la canule, avaient repris leurs occupations journalières; — et l'appareil fonctionnait avec une telle simplicité, que personne ne se doutait de leur infirmité.

La vessie a donc une extrême tolérance. Elle présente, en plus, ceci de particulier, — que l'ancienneté du mal l'augmente en surcroît. C'est un fait d'observation, que les vessies les plus altérées supportent la canule mieux que les autres. Il n'y a donc pas là encore des inconvénients sérieux.

Au point de vue de la cicatrisation, l'opération rectale a été suivie, 8 fois sur 100, d'une fistule.

Elle est, sous ce rapport, inférieure à toutes les autres méthodes.

Les chirurgiens, qui la défendent, considèrent cependant cet accident comme de peu d'importance, parce que, disent-ils, le malade peut garder l'urine dans le rectum, et la rejeter à volonté.

Qu'il en soit ainsi quelquefois, c'est possible ! Mais quand on pense combien on garde difficilement les selles diarrhéiques, et avec quelle précipitation souvent il faut rendre un lavement, on comprendra que c'est encore trop, de courir un huitième de chance. Cependant ce chiffre est minime ; et il montre que ce serait commettre une erreur grave, que de croire, à *priori*, à la persistance de la plaie, sous prétexte que d'un côté, elle est baignée par l'urine, et de l'autre par les matières fécales.

Combien c'est différent du côté de l'abdomen, où sur un total de 152 ponctions, cela n'est jamais arrivé ! C'est que dès que les voies urinaires sont redevenues perméables, l'urine passe plus aisément par sa voie naturelle que par l'hypogastre. L'ouverture abdominale s'oblitère alors, comme un trajet inutile. On ne doit donc pas craindre la persistance d'une fistule de ce côté.

Si les choses ne se passaient pas ainsi, c'est que l'urètre ne serait pas devenu perméable... alors la fistule, véritable urètre contre nature, constituerait de toute pièce l'opération de cystostomie de M. Poncet ; et au lieu d'être un accident, elle donnerait à la ponction les avantages que notre confrère attribue à l'opération de son choix, et préserverait le malade des dangers d'une rétention ultérieure. Mais c'est de deux maux choisir le moindre, et tirer parti d'une situation mauvaise.

En général, la perméablité des voies urinaires se rétablit d'elle-même, après un repos fonctionnel qui varie de deux à vingt jours. On peut, dans tous les cas, rétablir la fonction par le cathétérisme après ce laps de temps.

Sous ce rapport, le bienfait s'étend à toutes les méthodes;
et c'est là le but principal de l'opération.

C'est une erreur, devenue traditionnelle, de croire que
la ponction vésicale n'ait d'autre résultat que de vider la
vessie, sans agir sur la cause de la rétention : que ce n'est, en
somme, qu'une opération palliative. Il est évident qu'elle ne
fera pas disparaître une tumeur, ou un calcul qui oblitérerait
l'ouverture vésico urétrale; mais tout le monde sait que
ce ne sont pas les causes les plus fréquentes; que la
rétention survient au-contraire, chez les malades atteints
de retrécissement urétral, d'inflammation chronique de
la prostate ou d'une simple congestion; chez ceux qui
ont une contracture ou une valvule au col vésical, ou qui ont
eu un traumatisme périnéal. Or, dans tous ces cas, l'altéra-
tion organique n'est que la cause prédisposante à la rétention ; tandis que le spasme musculaire, au niveau du col
vésical, et le boursouflemment de la muqueuse, en sont la
cause efficiente.

Boyer avait établi en principe que « toutes les fois qu'une
muqueuse, recouvrant un plan musculaire, vient à s'enflam-
mer, les fibres musculaires sous-jacentes peuvent devenir le
siège d'une contracture spasmodique ». Nous voyons la
vérité de ce principe sur la muqueuse oculaire, où le
blépharospasme se produit dès qu'il survient une inflammation; et à l'anus, dans les cas de fissure. Le vaginisme
n'est pas autre chose; et la rétraction musculaire qui suit
une lésion articulaire est sous la dépendance de la même
loi. Pourquoi y aurait-il exception au col vésical?

Les personnes qui ont les organes génito-urinaires sains,
ont rarement des spasmes. On en rencontre, au contraire,
constamment chez celles qui ont une inflammation chronique
de la muqueuse urétro-vésicale. C'est pour cette raison que
les malades qui ont une lésion de ce genre, pissent tantôt bien,
tantôt mal, jusqu'au moment où une cause insignifiante provoque la rétention complète. Il leur suffit d'un bon dîner,
d'un refroidissement ou d'une fatigue.

On ne peut pas dire que le retrécissement, ou l'hypertrophie de la prostate, qui, un instant avant, laissaient
couler l'urine, se soient subitement développés et aient
bouché l'ouverture ! Il faut si peu de place à l'urine pour
passer ! — Mais ces causes ont provoqué une congestion
supplémentaire ; et consécutivement la contraction des
muscles ; — et c'est là tout le mal. Que cela disparaisse par
l'administration de l'opium, l'application de cataplasmes et
surtout par le repos, et on verra de suite le cours de l'urine
se rétablir.

C'est dans les cas réfractaires à ces moyens que la
ponction vésicale est indiquée ; car elle donne tout ce
qu'elle peut donner : c'est-à-dire le bien être au malade,
en vidant sa vessie ; et le calme à tout l'appareil urinaire,
en détournant le cours de l'urine.

Ces causes n'étant qu'accidentelles, rien ne prouve qu'avec
des soins prévoyants on ne puisse les éviter ensuite. On
donne donc ainsi à la ponction une action durable, en ce
sens qu'elle a permis de franchir une phase dangereuse, *qui
peut ne pas se reproduire.*

J'ai eu occasion de faire 8 fois la ponction de la vessie.
J'ai assisté 7 fois M. Barrier, et 1 fois M. Pétrequin. En tout,
16 fois j'ai été à même de suivre cette opération : et je n'ai
pas constaté un seul insuccès.

Si l'on veut bien se rappeler qu'il y a quelques années
cette opération était considérée comme l'extrême-onction
chirurgicale, on comprendra dans quelles conditions fâcheuses nous sommes intervenus. Ce sont des mourants que nous
avons opérés, à qui nous avons rendu la vie, en les ponc-
tionnant.

Tout, chez eux, faisait prévoir une fin prochaine ; et nous
aurions pu, sans peine, et sans fausser l'interprétation
vraie des faits, exonérer la méthode des cas malheureux,
s'ils nous étaient arrivés.

La statistique que donnent MM. Deneffe et Van Wetter,
porte sur 271 ponctions :

20 ont été faites par le périnée.

97   —   par le rectum.

2   —   au-dessus du pubis.

152   —   par l'hypogastre,

qui, dans leur ensemble, n'ont produit que 7 fois la mort.

« Peu d'opérations, dit M. Deneffe, se pratiquant au mi-lieu des graves circonstances où s'exécute habituellement la ponction de la vessie, donnent d'aussi brillants résultats (1).

Ces observations, empruntées à différents chirurgiens, ne relatent pas leur opinion sur le moment où l'opération a été faite ; et nous ne savons pas s'ils ont longtemps tempo-risé avant de la faire. A coup sûr, il n'y a eu aucune règle sur ce point ; et nous pouvons nous prévaloir encore du temps perdu.

VI

Ponction capillaire. — M. Dieulafoy, il y a quelques années, a proposé de vider la vessie au moyen d'un trocart capillaire. Les chirurgiens, sûrs de l'innocuité relative de ce petit instrument, n'ont plus attendu les complications de la fin ; et bien des malades ont bénéficié de la promptitude de l'intervention.

On a dès lors modifié le traitement en ce sens, qu'on a recommencé la ponction aussi souvent que le besoin s'est fait sentir.

Cette répétition illimitée ne me paraît pas un avantage : et encore moins un progrès.

Une fois ! C'est déjà bien assez ! Interrogez plutôt le ma-lade, qui est, dans la question, le meilleur juge.

Est-il bien démontré d'ailleurs que la multiplicité des ponctions capillaires soit tout à fait inoffensive, quand on ne peut prévoir le moment où on les cessera ? C'est, ce me semble, un jugement probable, mais anticipé, que le temps seul justifie.

En admettant cette innocuité, dont on s'est prévalu pour

(1) Deneffe et Von Wetter : De la ponction de la vessie, p. 290.

baser la méthode, il faudrait que le chirurgien soit à la disposition de son malade pendant un temps illimité... jusqu'à
ce que la perméabilité des voies naturelles soit rétablie. On
ne peut pas être là cependant nuit et jour ! et quand on
pense combien le besoin d'uriner est fréquent et impérieux
chez les malades atteints d'une affection de la vessie, elle
nous paraît entraîner des désagréments très grands pour le
médecin et pour le malade, surtout s'il est éloigné.

Il faut d'ailleurs un appareil spécial. Or, nous savons que
l'arsenal individuel se compose des instruments les plus
usuels. C'est là encore un écueil qui ne la rendra jamais
pratique que dans un hôpital, où les instruments, comme
le personnel, ne manquent pas.

L'impossibilité de vider la vessie des mucosités catarrha-
les qui s'y trouvent et de la laver librement, rend d'ailleurs
cette opération insuffisante.

Par ces quelques observations, nous voyons donc qu'au
point de vue opératoire, cette dernière méthode n'est ni plus
ni moins difficile que la ponction ordinaire ; qu'elle est beaucoup plus assujettissante pour le médecin, plus pénible pour
le malade ; et que, dans la pratique extra-hospitalière, ces
raisons la rendent souvent impossible. Enfin elle ne remplit
pas les conditions d'antisepsie désirables.

La statistique que nous donne M. Deneffe de la ponction
capillaire, porte sur 6 malades, non compris dans la statistique précédente, à qui on a fait 57 ponctions. Sur ce nombre, 3 malades sont morts.

Si nous comparons ce chiffre brut à celui des anciennes
méthodes, il est plus favorable, car la mortalité n'est plus
ici que d'un dix-neuvième. Mais remarquons que M. Deneffe
compte le nombre des ponctions, et non le nombre des
malades ; que ces ponctions ont eu lieu coup sur coup dans
la même maladie ; que ces 6 malades ne représentent que
6 maladies ; tandis que dans la statistique des anciennes
méthodes, les ponctions ont été faites dans des atteintes

différentes, — ce qui change bien ! — Pouvous-nous, en effet, considérer les ponctions multiples dans la même maladie comme autant d'opérations ? Ce ne serait pas plus raisonable que de dire qu'un cancroïde a été opéré 20 fois, par ce qu'on aurait fait 20 applications de caustique.

Dans l'opinion de tout le monde, le nombre ne porte que sur *un* cancroïde ; comme ici, il ne peut porter que sur *une* rétention d'urine. Nous avons donc, en conscience, à compter 6 malades atteints de rétention d'urine, dont 3 sont morts.

Mais ne jugeons pas cette méthode sur un si petit nombre : nous serions induits en erreur. Elle n'est pas si nocive que ça !

Je ne cite ces faits que pour compléter la statistique donnée par MM. Deneffe et VanWetter : mon intention n'étant pas de la juger dans ce travail, où je n'envisage la ponction qu'au point de vue de l'évacuation.

Ouvrons nos bras à la méthode capillaire, malgré cette mauvaise référence ! Mais n'oublions pas les anciennes méthodes qui ont de beaux états de service et des titres à notre faveur.

Le principal danger est l'inoculation septique par le trocart. Évidemment, plus on y a recours, et plus on s'y expose ; et sous ce rapport, la méthode capillaire multiplie les chances fâcheuses. Mais le moyen de se mettre à l'abri est si élémentaire par la propreté de l'instrument, et en l'exposant préalablement à la flamme, que je n'ai pas à insister sur ce point, dont le chirurgien est seul responsable.

Je me résume.

Avant de tenter sur un vieillard atteint de rétention d'urine, quelque opération que ce soit, si le cathétérisme n'a pu être pratiqué, on doit faire la ponction vésicale.

Au point de vue qui nous occupe, toutes les méthodes sont bonnes, rectales ou hypogastriques. Cependant la vessie, refoulée par le développement de la prostate, est mal commode à atteindre par le rectum ; et la ponction, à travers la prostate, présente une résistance extrême.

La ponction hypogastriqne est plus simple. Faite avec le trocart capillaire, elle est assujettissante ; et avec le trocart du frère Côme, elle ne présente pas plus de dangers.

Le calme que donne la ponction aux organes urinaires, permet habituellement à la fonction de se rétablir d'elle-même au bout de quelques jours, si la rétention est accidentelle ; — et facilite toujours le cathétérisme. Elle permet, dans tous les cas, au chirurgien de choisir l'heure où son intervention sera le plus favorable, pour rendre à l'urine sa route habituelle.

Quelle que soit la méthode employée, c'est une opération nette dans ses indications, facile dans son exécution et généralement simple dans ses suites.

VII

Dans son évolution hypertrophique, la prostate affecte le plus habituellement, comme nous l'avons exposé plus haut, la forme irrégulière ; et comme elle est maintenue de tous les côtés, dans la région urétrale, c'est dans la vessie, où elle peut se développer plus librement, qu'elle étend ses prolongements de préférence.

La partie saillante y est quelquefois pédiculée, parce que la substance fibreuse, intermédiaire aux lobes, ne se développe pas comme les granulations. Cette disposition lui laisse une mobilité relative : et comme elle est toujours ramenée du côté de l'orifice urétral par les contractions de la vessie, il s'en suit que tous ces prolongements agissent, à des degrés différents, comme soupapes, et amènent les accidents de la rétention. C'est grâce à cette mobilité que les prostatiques, en dehors des congestions intercurrentes, sont souvent plus empêchés dans certains moments.

Tous les obstacles de nature et de forme différentes, situés sur le col de la vessie, ou à côté, produisent les mêmes effets. Ils sont, dans tous les cas, si unis à l'engorgement de la

prostate par l'identité de la situation anatomique et la simi-
litude des symptômes, qu'il est difficile de ne pas les con-
fondre.

De ces affections, il en est une qui se présente comme une
barrière, et est formée par la contraction des fibres musculaires, dont le siège est au sommet du trigone, entre la muqueuse et la prostate. Cet obstacle, — qu'il ne faut pas con-
fondre avec la valvule vésico-urétrale, plus habituelle chez
les sujets relativement jeunes, — provient de quelques ex-
croissances venant de la partie postérieure de la prostate.
Il est de nature glandulaire. Il soulève de chaque côté un
repli de la muqueuse et des tissus sous-jacents et barre
l'orifice vésico-urétral.

Cette variété d'obstacle prostatique en tant qu'isolé, est
rare : elle fait habituellement corps avec une hypertrophie
voisine. Son peu d'épaisseur offre peu de résistance à la sonde
maniée sans ménagement ; et c'est très certainement une
hypertrophie de ce genre, maladroitement transpercée, qui a
motivé le *cathétérisme forcé*, qu'on a érigé ensuite en méthode.

La facilité qu'on a eu de passer outre, a fait croire qu'on
pouvait avoir raison de ces obstacles par les moyens habituels
employés contre les engorgements en général ; et ce procédé,
mélange de maladresse et de violence, a enfanté, à son
tour, l'emploi des fondants, autre méthode non moins déce-
vante.

M. Staffort a porté jusque dans la région prostatique l'iode
incorporé sous du suif : et il a frictionné cette partie en tirant
et poussant la sonde..... Mais tant de malades ont été sou-
lagés par le simple cathétérisme, qu'on ne peut dire si c'est
à lui ou à la substance employée qu'est dû le bien-être qui
s'en est suivi !... s'il y en a eu. Je serais plus porté à croire
que la sonde, ou a déplacé l'obstacle, ou a amené une détente
locale.

On a eu encore l'idée de détruire l'obstacle par la *dépres-
sion :* autre méthode sans issue. Il faut n'avoir jamais vu de
pièces anatomiques pour suivre une pareille piste. Les suites

en démontrent du reste l'inanité ; car il est facile de se con-
vaincre que les sondes compriment douloureusement la paroi
inférieure de l'urètre, au niveau du ligament suspenseur de
la verge ; et n'agissent que faiblement sur le bord postérieur du col de la vessie, seul point où leur action pourrait
être utile.

VIII

Le véritable traitement curatif est le traitement par l'instrument tranchant : incision (prostatomie) ou excision (prostatectomie (1).

Prostatomie.— Pour inciser cette barrière, l'instrument de
Mercier est celui qui remplit le mieux les indications. Cet
instrument a la forme de la sonde exploratrice, et cache dans
sa partie coudée, une lame qui coupe des deux côtés, dans
sa partie convexe et sa partie concave.

Quand l'instrument est dans la vessie, on tourne le bec en
bas, comme pour plonger derrière la prostate ; et en le reti-
rant contre l'obstacle, on l'incise en ramenant la lame du côté
de l'urètre. Pour en compléter la section, si on craint que
la base ait échappé à son action, on retourne le bec de l'instrument en haut, et on fait saillir la lame du côté convexe.
On incise alors, par un mouvement de va-et-vient de l'instrument sur le col de la vessie, ce qui reste de l'obstacle.

Dans la variété d'hypertrophie que nous venons de décrire,
cette opération, habituellement simple dans ses suites et radi-
cale dans ses résultats, donne toute satisfaction. Elle a même
cet avantage sur beaucoup d'autres, que l'élargissement
s'accentue avec le temps, par la rétraction isolée des portions
incisées.

Je l'ai faite assez souvent ; et j'ai obtenu tout le résultat
que je pouvais en attendre chez des malades qui avaient une
valvule par rétraction musculaire. Mais je n'ai pas opéré de
vieillards présentant la *barre prostatique* proprement dite,

______
(1) *Des causes et du traitement des valvules*, 1877, p. 14.

que j'ai en vue dans ce moment. Je comprends cependant que cette opération, si la barre ne présente pas une grande épaisseur, est indiquée au même titre.

Prostatectomie. — L'obstacle qu'on rencontre au col de la vessie est habituellement épais et de forme plus ou moins arrondie. Les incisions, si nettes qu'on les fasse, n'y donnent pour la plupart aucun résultat, car elles sont perdues dans la masse glandulaire ; et le boursouflement des parties avivées comble le sillon tracé par la lame.

L'excision de la partie qui obstrue l'orifice urétro-vésical est la seule opération qui ouvre un passage au milieu de ce tissu.

L'instrument qui sert à la faire ressemble à un lithotriteur.

Quand il est dans la vessie, on tourne le bec en bas, et on le ramène contre l'orifice vésico-urétral. On retire doucement la branche mâle, qui glisse sur le col dans l'urètre, de façon à circonscrire entre les deux branches la partie qu'on veut exciser.

On fixe cette partie en poussant une aiguille en flèche, cachée dans la tige : et on l'immobilise. Puis, fermant les mors, on excise toute la portion qu'ils embrassent. La portion, fixée par l'aiguille, est ramenée avec l'instrument.

Souvent un peu de sang s'écoule après cette opération ; mais rarement inquiétant ; et le malade, couché sur le côté, rend spontanément après, l'injection d'eau préalablement faite dans la vessie (1).

M. Mercier a présenté 15 sujets, ainsi opérés, à la Commission du prix d'Argenteuil. En voici les résultats :

2 ont succombé, l'un à la dysenterie, l'autre à une « fièvre ». Tous deux se sont présentés dans un état déplorable, qui aurait dû contre-indiquer toute opération qui n'eût pas été absolument indispensable.

(1) Aug. Mercier : *Recherches sur le traitement des maladies des organes urinaires chez les hommes âgés,* 1856, p. 240.

Dans 5 cas graves, il y a eu un soulagement considérable, qui s'est maintenu.

7 ont été assez améliorés, pour être considérés comme guéris.

1 n'a pas bénéficié de l'opération, autrement qu'en permettant à la sonde de passer, — chose qu'on ne pouvait faire auparavant.

M. Mercier classe tous ses malades dans les plus sérieux et les plus tenaces ; et il croit que les avantages de la méthode en compensent amplement les risques.

J'ai pratiqué moi-même cette opération deux fois(1). Le premier malade, satisfait de son sort, est parti quatre jours après l'opération, quand le sang a fini de couler et que la fièvre traumatique a disparu. Je n'ai point de renseignement sur lui. — L'autre a complètement guéri. Pendant un an je l'ai suivi : il pissait à volonté et sans le secours de la sonde. J'ai la preuve que la guérison s'est maintenue, dans le témoignage des voisins, qui m'ont appris, quelques années après, qu'il avait succombé à des voies de fait d'un neveu fâché d'avoir manqué son héritage.

Ces deux méthodes, *incision et excision*, quelle que soit l'opinion qu'on s'en fasse, ont cet avantage d'agir sur la cause du mal, et d'en débarrasser le malade si le résultat est heureux.....

Mais j'insiste sur ce point, au risque de me répéter : qu'on peut tant améliorer l'état des prostatiques par des soins, et en vidant leur vessie, qu'il ne doit y avoir que très peu de cas où l'on puisse conseiller ces opérations.

IX

Il est une autre cause qui amène la rétention d'urine, avec tout son cortège de souffrances, c'est l'existence d'une pierre dans la vessie

(1) Félix Bron. *D. s causes et du traitement des valvules.*

Je trouve, dans mes notes, l'histoire d'un malade de 74 ans, opéré en 1863 d'une pierre vésicale.

Il avait une hypertrophie des granulations sus-montanales qui déviait l'urètre en haut, et une saillie du lobe gauche, qui le portait à droite; avec cela, une cystite purulente et un état général mauvais et inquiétant.

La lithotritie n'a pas été faite, parce qu'elle eût été longue et difficile. Elle eût été aussi dangereuse, parce que les fragments se seraient infailliblement logés dans le col, qui présentait un entonnoir parfaitement disposé à les recevoir; et elle eût été incomplète, parce qu'ils auraient été arrêtés par ces obstacles mêmes.

Pour toutes ces raisons, j'ai pratiqué la taille latéralisée. Le calcul a été saisi avec les tenettes; mais je n'ai pu l'extraire. Les nombreuses tentatives, faites pour cela avec des pinces de différentes formes, m'ont fait penser qu'il se plaçait transversalement. — J'ai cherché alors à le faire basculer avec le doigt; mais comme de nouveaux angles venaient toujours se présenter sur les côtés, qui rendaient toutes les manœuvres infructueuses, j'ai cassé le calcul avec un lithotriteur. De petits fragments, qui ne formaient que l'écorce de la pierre, ont été retirés sans peine; mais quand il a fallu retirer la grosse portion, les mêmes difficultés se sont reproduites; et comme avant, il a été impossible de l'engager dans la plaie.

En examinant la région avec le doigt, l'instrument étant en place, j'ai vu, seulement alors, quel était le véritable obstacle. C'était la portion sus-montanale de la prostate qui, refoulée en avant, barrait le chemin; et un lobule saillant, sur le lobe gauche, à la façon d'une énorme verrue, s'insinuait au-devant de la pierre, entre les branches des tenettes : de telle sorte que les tractions entraînaient le périnée en masse, et la plaie ne s'entr'ouvrait pas pour la laisser passer.

J'ai dégagé les tenettes; et avec le bistouri boutonné, j'ai incisé le lobe moyen; puis j'ai excisé, avec des ciseaux, le lobule qui s'interposait d'une façon si malencontreuse.

Ces deux petites opérations supplémentaires n'ont rien

présenté de particulier. Le calcul a été ensuite retiré sans efforts. — Vingt jours après, le malade a été complètement guéri, et le cours de l'urine rétabli.

A l'époque où cette opération a été faite, on était effrayé du *haut appareil*, et on ne pratiquait guère que la taille latéralisée. Aujourd'hui, grâce à l'antisepsie, on en redoute moins les accidents et on la pratique souvent.

Cette opération cependant (de taille sus-pubienne) peut, dans le sujet qui nous occupe, rendre service, et avoir une place toute indiquée dans le traitement des obstructions vésicales, prostatiques ou autres.

L'observation de calcul dont je viens de rappeler les manœuvres d'extraction, nous prouve, en effet, que la prostate réactionne peu, puisqu'elle a été incisée dans son lobe moyen ; et que le lobule, qui faisait saillie sur le lobe gauche, a pu être tiraillé par les tenettes et excisé après, sans compromettre le résultat de l'opération principale. Cette observation, faisant suite à celles qui ont été pratiquées directement sur la prostate, nous confirme le bien fondé des tentatives faites pour enlever les saillies gênantes ; et il paraît acquis qu'on peut le faire sans aggravation disproportionnée.

Si les opérations par l'urètre n'ont pas toutes donné les résultats attendus, cela ne tient donc pas à la prostate elle-même, mais à la façon dont elle a été traitée ; et rien ne nous assure qu'avec l'outillage dont nous disposons, nous puissions, en toutes circonstances, faire à ces profondeurs un rigoureux diagnostic d'abord, et une opération mathématiquement utile ensuite.

La taille sus-pubienne, réduite à son manuel classique, peut suppléer à ce *desideratum*, en ouvrant une porte toute grande sur le champ pathologique, où aidé du doigt, et de l'œil au besoin, on peut remplir les indications tout à la fois de la situation présente et de la maladie première. Pris de ce côté, ce chemin de derrière est plus court et sûr !

A ce titre, cette opération peut être utile et recommandable, dans quelques cas très motivés, pour lutter contre les accidents de la rétention prostatique, parce qu'on attaque le mal dans sa cause : et qu'on compense les résultats aux risques.

X

Cystostomie. — M. Poncet généralise la taille sus-pubienne et l'adopte de préférence à toute autre opération. Il en perpétue même le bénéfice, en créant, sous le nom de *cystostomie*, un *urètre contre nature,* qu'il établit en suturant par des points rapprochés, les lèvres de la vessie avec les bords de la paroi abdominale. Il considère cette suture comme le dernier temps de la taille sus-pubienne.

Il fait couramment cette opération (1) quand il y a une hémorrhagie avec ou sans cystite; quand le cathétérisme présente des difficultés ; quand la rétention nécessite plusieurs cathétérismes dans les vingt-quatre heures ; et il la préfère à la ponction vésicale, quand on ne peut passer... En somme, chez le plus grand nombre. Son intervention chirurgicale, chez les veillards, oscille autour d'elle (2).

(1) *Lyon Médical,* nov. 1891, p. 450.

(2) La cystostomie consiste à ouvrir la vessie par la région sus-pubienne, et à *perpétuer* cette ouverture par une suture intime de la vessie à la peau.

Pour connaître la portée de cette opération, j'emprunte les renseignements suivants à la thèse de M. Bonan, élève de M. Poncet, thèse qui lui est dédiée, qu'il a présidée et qu'il a évidemment inspirée :

« Les suites de la cystostomie, dit-il, dépendent de la forme et de la disposition de l'orifice extérieur ; et il divise en trois catégories les urètres contre nature ainsi créés :

1º Le méat *à fleur d'eau,* où l'orifice est au même niveau que la peau avoisinante. Chez ces sujets, l'incontinence est absolue. L'urine suinte continuellement, souillant le bas-ventre, les cuisses et les bourses ;

2º Le méat *en entonnoir,* dans lequel la peau est inversée et plonge du côté de l'excavation pelvienne. Ces opérés ont un peu plus de tolérance vésicale ; mais ils doivent avoir recours à une cheville obturatrice, pour se prémunir contre l'écoulement de l'urine. Elle échappe cependant encore, par petits flots, dans les efforts et les mouvements violents, et dans certaines positions.

Enfin, la troisième catégorie présente une forme intermédiaire entre les

Les avantages qu'il trouve à le faire, sont l'écoulement constant et facile des urines, et la suppression de toutes manœuvres ou tentatives chez ces urinaires, dont les organes doivent être laissés, dit-il, dans le repos le plus complet.

Quant aux dangers, il éloigne la péritonite, parce qu'on peut l'éviter, en tenant compte des données anatomiques ; et l'infiltration urineuse, en suturant avec soin les bords de la vessie avec la peau (p. 220).

Comme moyen d'urgence, j'admets cette préférence : mais seulement comme « *moyen* » et non comme traitement : car les complications qui motivent une intervention opératoire sont, pour la plupart, passagères elles-mêmes.

deux précédentes. Son orifice est plus large, et parfois la muqueuse vésicale y fait hernie. Chez ces malades l'urine peut être gardée quatre à cinq heures... Ce sont les cas les plus favorables ! »

Cette division, très nettement établie, n'existerait pas si on était maître de diriger la cicatrisation ; et montre d'une façon évidente que les opérés qui échappent à la mort sont voués à une infirmité dégoûtante dans la proportion des deux tiers.

Voici, du reste, la statistique de M. Poncet, donnée par M. Bonan :

Sur 35 opérés, 11 décès, dont 8 dans les huit premiers jours qui ont suivi l'opération.

M. Bonan a eu des renseignements sur 16 malades sortis de l'hôpital :

3 malades sont morts : un mois et demi, six mois, deux ans après l'opération ;

4 malades ont conservé une incontinence complète par l'ouverture abdominale ;

2 gardent tant bien que mal, et dans le repos seulement, leur urine au moyen d'appareils ;

5 gardent leurs urines pendant plusieurs heures ;

2 ont eu le méat hypogastrique cicatrisé, et la fonction urinaire s'est rétablie par la voie normale, — ce qui est, au point de vue de la méthode, un insuccès.

A cette statistique, personnelle à son maître, M. Bonan ajoute :

2 malades de Bœckel, morts dans les 48 heures ;

1 — de M. Jaboulay ;

1 — de M. Gangolphe avec *survie inespérée ;*

8 — de Mac Guire, dont il ne donne pas le résultat !

Certes, tout ça n'est pas encourageant !...

Je comprendrais encore cette opération, si elle était temporaire. Mais telle n'est pas l'idée de M. Poncet, qui par crainte d'un retour offensif des accidents urinaires, emploie tous les moyens pour qu'elle ne le soit pas; et contre des maux possibles, il expose le sujet à une infirmité certaine.

A priori, on ne voit pas, en effet, le bénéfice qu'a le malade à braver une opération aussi grave pour avoir, comme résultat heureux, — en perspective! — un écoulement permanent d'urine par l'abdomen, sans que pour cela, la cause qui l'a motivée soit modifiée!

Je reconnais cependant qu'il est des malades, dont la prostate est tellement volumineuse, que les lobes, confondus entre eux, forment une masse compacte, contre laquelle on ne peut rien. Ils souffrent de douleurs vésicales profondes; et le cathétérisme, laborieux et incertain, est toujours insuffisant aux besoins. La plupart ont eu recours, avant d'en venir là, à des mains variées pour les sonder; et beaucoup ont le canal criblé de fausses routes anciennes et organisées. Cet état de souffrance locale n'a pas de fin, parce que la vessie, organe éminemment passif, ne réagit pas contre le catarrhe purulent qui l'envahit de vieille date..... jusqu'au jour où le rein, organe actif, en éprouve le contre-coup, et donne le signal aux accidents de septicémie qui entraînent le malade.

C'est dans cette catégorie, heureusement fort restreinte, où la vie est compromise, que la cystostomie peut trouver, à défaut d'indication opératoire, — puisqu'elle n'atteint pas le rein, — une excuse intentionnelle, en déviant le cours de l'urine, dont l'accumulation, sans issue, renforce le foyer d'infection, après l'avoir formé.

Si je condense, à présent, les conclusions intercurrentes de ce travail, je résumerai, en ces quelques mots, le traitement des prostatiques :

1° Le cathétérisme doit être la base du traitement habituel ;

2° La ponction vésicale, opération accidentelle, doit être faite quand le cathétérisme est momentanément impossible ;

3° La prostatectomie, par l'urètre on par la taille hypogastrique, est une opération quelquefois utile et profitable ;

4° Enfin, la cystostomie doit être réservée aux cas exceptionnels — et exceptionnellement graves.